Dieta Mediterránea

I0146529

El último libro de cocina de la dieta mediterránea para
principiantes para comer sano

*(Recetas dietéticas fáciles y saludables para adelgazar y
prevenir enfermedades)*

Raimundo de-La-Rosa

TABLA DE CONTENIDOS

Capítulo 1: Keeping Food In A "Keto-Style Refrigerator"

Una despensa y un refrigerador bien surtidos son esenciales para el éxito de la dieta cetogénica. Deberá reemplazar una gran cantidad de alimentos con alternativas bajas en carbohidratos, lo que requerirá un inventario completo de su refrigerador. Por lo tanto, esto es lo que necesita para abastecerse de una nevera al estilo Keto. Antes de comenzar su viaje de la cetosis, es importante que preste atención a lo que se encuentra en su despensa y lo actualice de acuerdo con las reglas de la dieta cetogénica. Le ayudará a largo plazo, ya que no tendrá los alimentos que no están permitidos a su alcance. Por lo tanto, abastecerse de su despensa y nevera, de acuerdo con la restricción de la cetosis, es un paso importante hacia un plan de dieta exitoso y saludable.

Aquí hay algunos alimentos básicos que con los que debe abastecerse antes de comenzar una dieta cetogénica:

Mientras se sigue una dieta cetogénica, no se recomiendan la leche y el yogur. Esto se debe al hecho de que ambos alimentos son naturalmente dulces y ricos en carbohidratos. El límite típico de una dieta cetogénica, la ingesta de carbohidratos, es de 20-6 0 gramos. Si su yogur o productos lácteos tiene de 6 a 2 6 gramos solo para el desayuno o cualquier otra comida; entonces simplemente te queda cualquier ingesta de carbohidratos para las comidas restantes. Pero la cetosis también comprende la necesidad de los productos lácteos y el yogur es muy esencial en las comidas en estos días. Sin embargo, puede cambiar al yogur YQ que tiene solo 2 gramos de carbohidratos. También puedes encontrar opciones de leche keto amigables en las tiendas de comestibles en estos días, pero no saben realmente bien. Por lo tanto, piense antes de irse por esas opciones.

La cetosis prohíbe una amplia variedad de frutas, lo que podría resultar decepcionante para los amantes de las frutas. Muchas personas abandonan la dieta cetogénica porque carece de una variedad de frutas. Casi todas las frutas están restringidas aparte de las bayas. Puedes tener fresas, moras, frambuesas y arándanos también. Mételos en tu refrigerador y cómelos para mantenerte saludable y también para acabar con los antojos eternos. También puedes tener una ciruela mediana.

Carne Y Pescado:

Muchas personas abandonan la dieta cetogénica debido a la idea errónea de que restringe el consumo de proteínas. Sin embargo, este mito es completamente falso. El consumo de proteínas es esencial para los humanos y no está restringido en esta dieta. Sin embargo, estará motivado para tomar decisiones inteligentes sobre las proteínas y elegir alimentos que no lo bombardeen con calorías. Puede tener proteínas que son carne y pescado, mientras que usted haga opciones y porciones inteligentes. Además, asegúrese de conocer su valor en la escala GI, ya que le ayudará a mantenerse en el estado de cetosis.

En una dieta cetogénica, los alimentos antiinflamatorios son cruciales y las verduras son la clave para lograrlo. Sin embargo, debes asegurarte de que las verduras que guardes en el frigorífico sean bajas en hidratos de carbono. Por ejemplo, la lechuga, la espinaca, el apio, los champiñones, los rábanos, el pepino, la berenjena, los tomates, el calabacín, la col rizada, los pimientos y la coliflor son algunas de las mejores verduras bajas en carbohidratos. Estos le proporcionan 2 - 8 gramos de carbohidratos por porción. Por lo tanto, abastézcalos mientras está comprando su plan de comidas al estilo Keto.

Claramente, debes eliminar los alimentos azucarados y procesados de tu despensa. No caben en absoluto en un refrigerador "ceto-amigable". Por lo tanto, tome decisiones más inteligentes y actualice su despensa de acuerdo con las reglas de la cetosis, para que su cuerpo produzca cetonas de la mejor manera.

Blueberries And Sugar-Free Toasted Oat Cereal With Skim Milk

Ingredientes

- 1 taza de arándanos o frambuesas

- 1 taza de leche descremada o baja en grasa

- 1 taza de cereal de avena tostada sin azúcar

preparación

1. En un tazón, combine todos los ingredientes y sirva de inmediato.
2. Disfruta

-

Ingrediente
- Avena, 2 taza, cruda
- Semillas de sésamo, tres cucharadas
- Miel, cinco cucharadas
- 4 tazas de leche de almendras sin
- 60 gramos de semillas de calabaza
- Aceite de coco, una cucharada
- una cucharada de semillas de girasol
- almendras, ½ taza
- azúcar

Preparación

1. Combine la calabaza, el girasol, las almendras y las semillas de sésamo en un tazón grande para mezclar.
2. Triture bien la mezcla y agregue la avena cruda.
3. Combina la miel y el aceite de coco en un tazón.
4. Revuelva bien la mezcla hasta que esté suave. Precaliente el horno a 350 grados Fahrenheit.
5. Cubra la bandeja con papel pergamino y extienda la mezcla de semillas sobre ella. Aplanarlo por completo.
6. El tiempo de cocción es de 40 minutos.
7. Cuando la mezcla esté lista, retírala del horno y deja que se enfríe por completo.
8. Divida la mezcla en trozos pequeños y colóquelos en tazones para servir.
9. Combina el plato con la leche de almendras.

10.   Sírvelo.

Consejos y técnicas para la transición a un estilo de vida cetogénico Ahora examinemos algunos consejos que lo ayudarán a adaptarse a un estilo de vida cetogénico. Lo primero a tener en cuenta es que para la mayoría de las personas, este estilo de alimentación representa un cambio significativo en el estilo de vida. Entonces, lo primero que debe traer a la mesa es un compromiso firme de perder peso y mejorar su salud. Si eres el tipo de persona que será fácilmente tentada por el engaño, el estilo de vida Keto puede no ser para ti. Pero si te has comprometido, sigamos adelante.

Un consejo es conseguir que un amigo entre contigo en este estilo de vida. Es útil contar con un sistema de apoyo, y mientras puede (y debería) conectarse en línea para hablar con otras personas, también puede comenzar con una dieta cetogénica para obtener apoyo e intercambiar ideas, ayuda tener un amigo personal involucrado. Es posible que ya tenga amigos que sigan una dieta cetogénica o que la estén considerando. Él conversa con ellos para aprender más. La adherencia a la dieta se verá facilitada si puede hacerlo con otros. A continuación, asegúrese de familiarizarse con los posibles escollos que podría enfrentar al comenzar una dieta cetogénica. Una forma de lidiar con esto es mantener un diario. Beber agua en forma adecuada, solo, es una de las cosas más importantes que los principiantes pueden hacer para evitar problemas. Debe llevar un diario que haga un seguimiento de cuántos vasos de agua toma diariamente. De esa manera, puede planificar con precisión cómo proceder si está mostrando síntomas como boca seca o dolores de cabeza que podrían indicar una ingesta inadecuada de agua.

También puede usar su diario o diario para otros fines, como el seguimiento de la cantidad de proteínas y carbohidratos consumidos cada día. Al escribir todo, comerá será fácil identificar las áreas problemáticas.

Nuestro siguiente consejo es no esperar a que surjan problemas. Asegúrate de tener a mano los suplementos importantes antes de ponerte al día con una dieta cetogénica. El magnesio puede ser un complemento vital que necesita para

obtener una buena marca de 250 mg

o 550 mg de suplementos de

magnesio para tener a mano en caso

de que comience a mostrar síntomas

de problemas. De hecho, ese nivel de

dosis de magnesio es virtualmente

inofensivo y brinda muchos

beneficios, por lo que no estaría mal

agregar simplemente al menos 250

mg a su dieta de inmediato. Esto

puede ayudarlo a mantenerse

"regular" y evitar más problemas

relacionados con las palpitaciones del corazón.

El sueño es esencial para todos, y esto es especialmente cierto cuando se está experimentando un cambio significativo en la vida. Y el estilo de vida Keto es un cambio significativo para la mayoría de las personas. ¡Aprovecha la oportunidad de descansar tu belleza! Además, asegúrese de tener un colchón cómodo y no lleve su teléfono inteligente al casino. Haz ejercicio.

Incluso si no te apetece porque la dieta cetogénica te está haciendo sentir con poca energía, el ejercicio moderado puede hacer mucho para ayudar a tu cuerpo a superar problemas como la irritabilidad y la gripe ceto rápidamente. No necesitas matarte a ti mismo tampoco. Simplemente agregue una caminata de 6 0 minutos a su rutina diaria.

Monitorea tu progreso. Pésate con frecuencia pero no a diario. Además, si puede permitírselo, compre un monitor de cetonas para saber si está realmente en el estilo de vida Keto o no.No tiene sentido adivinar cuándo está disponible la tecnología para descubrirlo.

¿Estás contra una pared? ¿Con qué frecuencia escuchas que las personas que hacen dieta no logran progresar? Si sigues la dieta cetogénica de forma correcta y estricta, esto no debería ocurrir. Pero si lo hace, considere tomar un día libre. Simplemente no lo hagas un hábito. Pero un solo día de descanso en el que coma todos los carbohidratos que desee puede ayudar a restablecer su cuerpo y, a largo plazo, perderá más peso. No dejes que se convierta en una trampa .Sin embargo , la idea de un día libre puede convertirse en dos días libres, y luego tres o más si no eres un tipo de personalidad disciplinada. Limítate a un máximo de dos días libres por mes.

Problemas que puede causar una dieta rica en grasas La mayoría de los problemas que surgen con una dieta rica en grasas, como la dieta cetogénica, se deben a errores de principiante. Su cuerpo lo utiliza para equilibrar los minerales y la fibra en alimentos como la pasta y el pan. Si deja de comer estos alimentos abruptamente sin los reemplazos adecuados, puede experimentar complicaciones. Uno de los problemas más comunes que surge en una dieta alta en grasas como la dieta cetogénica es el estreñimiento.Hay tres razones principales para esto que puedes analizar si esto te sucede. Lo primero es asegurarse de que está obteniendo una ingesta adecuada de agua. El segundo problema que puede enfrentar es no obtener suficiente fibra. Considere incorporar vegetales bajos en carbohidratos en sus planes de comidas para aumentar la ingesta de fibra. La espinaca, la col rizada, la rúcula, la coliflor y el brócoli son excelentes alternativas. También puede considerar el aguacate, que contiene fibra y minerales esenciales .Pero tenga en cuenta las calorías que contiene el aguacate. Por último, compruebe su magnesio.

Las palpitaciones del corazón son un problema común para los principiantes en dietas ricas en grasas .Típicamente, estos resultan de un desequilibrio mineral fácilmente corregido. El culpable habitual, en este caso, es el magnesio. Puede abordarlo agregando frutas y verduras ricas en magnesio a su dieta o utilizando suplementos.

La irritabilidad y la niebla cerebral también son quejas comunes al iniciar la dieta cetogénica. Generalmente, estos son problemas temporales a medida que su cuerpo se adapta. Si continúan asegurándose de que la ingesta de agua y los minerales estén donde deben estar.

Algunas personas que siguen la dieta cetogénica pueden experimentar una pérdida imprevista de masa muscular. Si bien el consumo moderado de proteínas es esencial, algunas personas consumen muy pocas proteínas. Asegúrese de obtener cantidades adecuadas de proteínas, especialmente si usted es alguien que hace ejercicio.

Ensalada De Rúcula Con Higo Y Nueces

Ingredientes:

- 6 oz de queso de cabra, desmenuzado

- 2 lata de garbanzos sin sal, escurridos

- 1 taza de higos secos, en cuartos

- 2 cucharadita de miel

- 6 cucharadas de aceite de oliva

- 4 cucharaditas de vinagre balsámico

- 1 taza de nueces, cortadas por la mitad

10 oz de rúcula

- 2 zanahoria, raspada

- 1/7 cucharadita de pimienta de cayena

-

- sal, al gusto

Instrucciones:

1. Precalentar el horno a 200 oC

2. En una fuente para el horno, mezclar las nueces, 2 cucharada de aceite de oliva, pimienta de cayena y 1/7 de cucharadita de sal.

3. Ponga la sábana en el horno y cocine hasta que las nueces estén doradas.

4. Déjelo a un lado cuando termine.

5. En un bol, mezclar la miel, el vinagre balsámico, 1-5 cucharadas de aceite y ¼ cucharadita de sal.

6. En un bol grande, mezclar la rúcula, la zanahoria y los higos.

7. Añada las nueces y el queso de cabra encima y rocía con la vinagreta de miel balsámica.

8. Asegúrese de cubrir todo.

Ingrediente

- 2 cucharada de aceite de oliva virgen extra
- 2 cucharadita de tomillo seco
- Sal y pimienta recién molida al gusto

- 2 cucharada de mostaza Dijon
- 2 cucharada de mostaza picante oscura
- 4 dientes de ajo fresco, finamente picado

Preparación

1. Combine todos los ingredientes, revuelva bien para incorporar sabores y frote la mezcla dentro de la cavidad del pollo, así como por fuera del pollo.

Coloque el pollo en el refrigerador y deje marinar durante 2 a 3 1-5 horas antes de asarlo.

Delicioso Bacalao Griego

Ingredientes:

- 2 libra de bacalao
- 2 cebolla
- 4 tomates

- Pimienta sal

- 4 cucharadas de aceite de oliva

- 1 cucharadita de orégano

- 1 cucharadita de hojuelas de chile rojo

- ☐   16 espárragos

- ☐   1 taza de aceitunas picadas

- 2 puerro, en rodajas

  ☐   **Direcciones:**

1. Bacalao cortado en 8 trozos, cebolla en cuartos, tomates cortados por la mitad.

2. Precaliente el horno a 450 F.

3. En una cacerola, agregue los filetes de pescado, las aceitunas, los puerros, las cebollas, los espárragos y los tomates.

4. Sazone con hojuelas de chile, orégano, pimienta y sal, y rocíe con aceite.

5. Hornee por unos 40 minutos.

6. Sirve y disfruta.

Sopa De Pollo Con Verduras

2 zanahoria mediana

4 dientes de ajo

2 calabacín pequeño

2 cebolla pequeña

4 tallos de apio

2 hojas de laurel

2 cucharaditas de salsa Worcestershire

¼ de cucharadita de hojas secas de
   tomillo

1 cucharadita de sal marina

10 tazas de caldo de pollo

2 libra de pechuga de pollo

1. Pechuga de pollo, sin piel y sin hueso.

2. Calabacín, en cubos, dientes de ajo, picados.

3. Cebolla, tallos de apio, zanahoria, cortados en cubitos.

4. 8 . Agregue todos los ingredientes a la olla de cocción lenta y mezcle bien.

5. Tape y cocine a fuego lento durante 5-10 horas.

6. Triture el pollo con un tenedor y revuelva bien.

7. Sirve y disfruta.

Ensalada De Aguacate

Ingredientes:

- 1 pimiento picante pequeño finamente picado (opcional).
- 2 taza de tomates cherry cortados por la mitad.
- Sal y pimienta recién molida al gusto.
- 2 cebolla pequeña, finamente picada.
- 2 aguacate grande maduro sin hueso y pelado.
- 4 cucharadas de perejil fresco picado.
- 4 cucharaditas de zumo de lima fresco.

Direcciones:

1. Empieza con el aguacate y córtalo en trozos del tamaño de un bocado.

2. Añade el perejil, el zumo de lima, los tomates, la cebolla y el pimiento picante. Mezclar bien todos los ingredientes. Añadir sal y pimienta al gusto.

3. Por último, añada el aguacate a la mezcla y mézclelo todo bien.

Ensalada De Zanahoria Al Estilo Tunecino

Ingredientes:

- 12 cucharadas de vinagre de sidra de manzana.
- 10 cucharaditas de ajo recién picado.
- 2 cucharada de pasta de harissa.
- 40 aceitunas de Kalamata sin hueso, reservando algunas para decorar.
- Sal al gusto.
- 20 zanahorias medianas peladas y cortadas en rodajas.
- 2 taza de queso feta desmenuzado, dividido.
- 4 cucharaditas de semillas de alcaravea.
- ½ de taza de aceite de oliva virgen extra.

Direcciones:

1. Saca una cacerola mediana y ponla a fuego medio.

2. Llénala de agua y añade las zanahorias.

3. Cocer las zanahorias hasta que estén tiernas.

4. Escurrir y enfriar las zanahorias bajo agua fría.

5. Vuelve a escurrirlas para eliminar el exceso de agua.

6. Saca un bol grande y coloca las zanahorias en él.

7. Saca un mortero y combina la sal, el ajo y las semillas de alcaravea.

8. Muela hasta que se forme una pasta.

9. Si no, también puedes utilizar un bol pequeño, preferiblemente que no sea de cristal, para la molienda.

10. La última opción sería meter los ingredientes en una batidora y triturarlos.

11. Añade el vinagre y la Harissa en el bol con las zanahorias y mézclalos bien.

12. Utilizar una cuchara grande y triturar las zanahorias.

13. Añadir la mezcla de ajo a la zanahoria y mezclar de nuevo hasta que todo se haya mezclado bien.

14. Añadir el aceite de oliva y mezclar de nuevo.

15. Por último, añada aproximadamente la mitad del queso feta y todas las aceitunas y vuelva a mezclar bien.

16. Saca un bol grande y añade la ensalada en él.

17. Cubrirla con el queso feta restante.

Strozzapreti Con Frijoles Escarabajo Y Salsa

ingredientes

- 100 g de salsicce (salchicha italiana)
- 160 g de parmesano (recién rallado)
- Perejil (picado)
- aceite de oliva
- Sal marina (del molino)
- Pimienta (del molino)
- 900 g Strozzapreti (pasta enrollada pequeña alargada)
- 500 g de frijoles escarabajo
- 2 cebolla
- 600 ml de salsa de tomate
- 4 dientes de ajo

Preparación

1. Remoje los frijoles escarabajo durante la noche.
2. Al día siguiente, coloque agua fresca con sal en una cacerola, agregue la cebolla y cocine los frijoles colados durante unos 80 minutos hasta que estén suaves.
3. Deje enfriar los frijoles en el caldo y luego escurra. Cortar los dientes de ajo en rodajas y so
4. freír en aceite de oliva. Vierta la salsa de tomate, agregue los frijoles cocidos y hierva todo.
5. Mientras tanto, cocine la pasta en agua con sal hasta que esté al dente, cuele y agregue a la salsa de inmediato.
6. Cortar la salsa pelada en tiras y mezclar con la pasta.
7. Sazone al gusto con sal y pimienta.

8. Finalmente espolvorear con parmesano y perejil picado y volver a mezclar vigorosamente.

Mini Frittatas Santa Fe

Ingredientes:

- 1/2 taza de queso Pepper Jack
- Sal al gusto
- Pimienta en polvo al gusto
- 2 cebolla picada finamente
- 4 cucharaditas de cilantro fresco picado finamente
- 10 huevos grandes
- 2 clara de huevo
- 8 oz. de salchicha de cerdo
- ½ taza de leche
- 1 taza de pimiento rojo picado en cubos pequeños

- 1 taza de pimento amarillo picado en cubos pequeños

Preparación:

1. Llevar una sartén a fuego medio.

2. Colocar las salchichas y cocinar hasta que estén listas.

3. Retirar con una espumadera y reservar.

4. Desmenuzar las salchichas cuando estén frías.

5. Llevar la sartén al fuego nuevamente.

6. Cocinar los pimientos hasta que estén tiernos.

7. Retirar del fuego y reservar.

8. Agregar huevos, la clara de huevo y leche en un bol y mezclar bien.

9. Tomar 12 moldes para muffins y engrasarlos con mantequilla o aceite.

10. Colocar la salchicha dentro de los moldes y luego los pimientos formando una capa.

11. Luego verter la mezcla de huevo y esparcir queso por encima.

12. Mezclar ligeramente con un tenedor.

13. Hornear en un horno precalentado a 350 F por 35 a 40 minutos o hasta que esté dorado. Retirar del horno.

14. Soltar los bordes de la frittata con un cuchillo.

15. Voltear sobre un plato y servir.

Repollo Relleno De Cordero Y Feta

Ingredientes

1/2   taza de ouzo

2 cabeza grande de repollo verde sin las hojas exteriores, sin corazón 2   taza de caldo de pollo bajo en sal

2 lb de cordero, molido

4 tazas de tomates, triturados

2 cebolla amarilla grande finamente picada

½   taza de aceite de oliva virgen extra 2 huevo, grande

Pimienta negra recién molida y sal kosher al gusto

2 taza de queso feta, desmenuzado

1 cucharadita de semillas de hinojo trituradas

1 taza de arroz de grano corto

2 cucharadita de comino molido

½ taza de perejil de hoja plana, finamente picado

2 cucharada de orégano, finamente picado

2   cucharada de jugo de limón recién exprimido

Instrucciones

1. Sumerja el repollo entero en agua en una olla lo suficientemente grande y hierva a fuego alto.

2. Hervir durante unos cuatro minutos o hasta que las hojas exteriores estén de color verde brillante y comiencen a desprenderse.

3. Sácalos con cuidado con unas pinzas y colócalos en una bandeja para hornear forrada con toallas de cocina o de papel.

4. Continúe haciendo esto hasta que todo el repollo esté cocido.

5. Póngalo a un lado y déjelo enfriar.

6. Con las manos, combine las cebollas, el arroz, el orégano, el hinojo, el cordero, el queso feta, el perejil, el jugo de limón, el

huevo, el comino, 4 cucharaditas de sal y 2 cucharadita de pimienta en un tazón grande.

7. Retire las costillas duras de la hoja de repollo y corte las hojas más grandes en mitades a lo largo con un cuchillo de cocina.

8. Cubra el fondo de un horno holandés de 10-15 cuartos con el aceite de oliva.

9. En una superficie de trabajo, coloque varias hojas de col a lo largo.

10. Pon 2 cucharada de

11.   la mezcla en una hoja en el
    extremo más cercano a usted y doble
    los lados hacia el cordero y luego
    enrolle para encerrar la carne.

12.   Repita esto con el resto de las hojas y coloque los rollos en la olla con la costura hacia abajo.

13.   En un tazón mediano combine el ouzo, el caldo y los tomates y vierta esta mezcla sobre los panecillos.

14.   Hierva a fuego medio y luego reduzca el fuego a bajo, luego cocine a fuego lento y cubra.

15.   Cocine durante unos 100 a 120 minutos o hasta que el arroz en los rellenos esté completamente tierno.

Frittata De Espinacas Y Ricotta

INGREDIENTES

- sal y pimienta, al gusto
- nuez moscada recién molida, al gusto (sólo una pizca)
- Cuatro huevos
- 1/2 de taza de queso parmesano rallado
- 1 taza de queso ricotta
- Una cebolla grande, cortada en rodajas finas
- 6 cucharadas de aceite de oliva virgen extra
- 2 libra de espinacas, sin los tallos grandes

INSTRUCCIONES

1. Dos cucharadas de aceite de oliva rociadas en el fondo de una sartén grande a fuego medio.
2. Sofreír la cebolla de 10 a 20 minutos, o hasta que las rodajas estén tiernas y translúcidas.
3. A continuación, añada las espinacas directamente de la caja.
4. Remover durante unos minutos más o hasta que las hojas estén completamente marchitas.
5. Espolvorear con sal y nuez moscada recién rallada cuando las cebollas y las espinacas estén hechas.
6. Mientras tanto, bata los huevos, la sal y la pimienta en un recipiente grande. Mezcle los quesos Ricotta y Parmesano.
7. Añadir las verduras a la mezcla de huevos y queso y batir para combinar.
8. Rocíe una cucharada de aceite de oliva extra virgen en la misma sartén que utilizó para saltear las verduras.

9. Este paso es fundamental para evitar que se peguen.

10.   Reduce el fuego a bajo y vuelve a añadir todo.

11.   Asegúrese de que el fondo de la sartén esté bien cubierto y que los ingredientes estén repartidos por igual.

12.   Cocer durante unos 2 0 minutos, o hasta que el huevo de la parte superior empiece a cuajar y la parte inferior esté bien firme.

13.   Finalmente, con la ayuda de la tapa, dar la vuelta a la frittata y cocinar durante 10 minutos más, o hasta que el lado opuesto esté dorado.

14.   Servir caliente o a temperatura ambiente.

Huevos Revueltos Con Feta

Sirve para: 2

Ingredientes:

- 4 cucharadas de leche, descremada
- 4 cucharadas de queso feta, grasa reducida
- Aerosol antiadherente
- 2 huevo MÁS 2 claras de huevo, o un cuarto de taza de sustituto de huevo
- Pimienta, al gusto

Para servir:

- 2 taza de hojas de espinaca
- Splash de vinagre balsámico
- Bagel de 4 onzas, trigo integral
- 2 cucharada de margarina ligera, libre de grasas trans

Indicaciones:

1. Batir los huevos con la leche y pimienta negra.

2. Engrasar una sartén con el spray antiadherente.

3. Vierta la mezcla de huevo.

4. Esparcir el queso por encima de la mezcla de huevo y cocinar al gusto.

5. Sirva con bagel untado con margarina y espinacas rociadas con vinagre balsámico.

Almuerzo Ala Sub Shop

Sirve para: 2

Ingredientes:

- Verduras, como cebolla, lechuga, pepino, tomate y pimiento verde
- Patatas al horno Refresco de dieta
- Sub de 12 pulgadas en pan de trigo o trigo de miel
- Carne asada, jamón, pavo o pechuga de pollo
- 2 cucharada de mayonesa ligera y mostaza picante

Indicaciones:

1. Compre su comida de la estación de metro.

2. Elegir los ingredientes indicados anteriormente, dejando el queso fuera. ¡Disfrute!

Ensalada De Frijoles

Ingredientes

- 6 tazas de farro
- 2 taza de radicchio rallado
- 1/2 taza picadoalbahaca fresca
- 1/2 taza de piñones tostados

2 taza de hinojo picado

- 1/2 taza de vinagre de vino tinto
- 1 taza de aceite de oliva
- 1 taza negra picadaaceitunas
- 2 cucharadita ralladura de limón
- 2 taza de corazones d'alcachofa

envasadosen aceite

- 2 taza de conserva blancafrijoles, escurridos y enjuagados

Instrucciones

1. Enjuague y escurra el farro, luego hiérvalo en 14 tazas de agua a fuego alto; reduzca a fuego lento y cocine por 60 minutos.
2. Escurrir farro.

3. Coloque el farro en una bandeja para hornear y rocíe con 2 cucharada de aceite de oliva; revuelva para cubrir.

4. En un tazón pequeño, mezcle lentamente el aceite restante con el vinagre, luego agregue las aceitunas y la ralladura de limón.

5. Mezcle farro con hinojo, alcachofas, frijoles, achicoria,albahaca, piñones y 1 taza de vinagreta.

6. Servir con más vinagreta.

Filetes De Pescado

Ingredientes

4 cucharaditas de cebolla en polvo

8 filetes de tilapia

2 cucharada de aceite de oliva

Sal y pimienta a gusto

1 taza de harina

2 huevo batido

1 taza de salvado de avena

1 taza de pan rallado

Preparación

1. Colocar la harina en un plato. Coloque los huevos batidos en otro recipiente.
2. En un tercer recipiente colocar el salvado de arena, el pan rallado, la cebolla en polvo y un poco de sal y pimienta
3. Colocar una sartén a fuego moderado con el a
4. ceite de oliva. Condimente los filetes con sal y pimienta y páselos por la harina, luego los huevos batidos y finalmente el pan rallado y sofreír de ambos lados.
5. Se puede servir con ensalada o quínoa.

Muffins De Huevo Para El Desayuno

Ingredientes

- Pollo o pavo cocido - 5-10 oz. deshuesado, desmenuzado
- Perejil fresco picado - 1 taza
- Seta desmenuzada al gusto
- Huevos - 16
- Sal y pimienta al gusto
- Páprika española - 1 tsp.
- Cúrcuma molida - ½ tsp.
- Aceite de oliva extra virgen para cepillar
- Pimiento rojo - 2 , picado
- Tomates cherry – 1-5, cortados por la mitad
- Chalote - 2 , finamente picado
- Aceitunas Kalamata sin hueso - 10-15 picadas

Instrucciones

1. Coloque una rejilla en el centro y precaliente el horno a 350F.
2. Engrase una fuente para magdalenas de 20 tazas con aceite de oliva.
3. Mezcle la seta desmenuzada, el perejil, el pollo, las aceitunas, los chalotes, los tomates y los pimientos en un tazón. Agregue la mezcla uniformemente a 1-5 tazas.
4. Bata los huevos, las especias, la sal y la pimienta en un tazón.
5. Vierta la mezcla de huevo uniformemente sobre cada taza.
6. Cada taza debe estar aproximadamente llena en ¼
7. Coloque el molde de magdalenas en una bandeja.
8. Hornee en el horno hasta que los panecillos de huevo estén listos, aproximadamente 45 a 50 minutos.
9. Deje enfriar y sirva.

Gnocchi Alla Romana

Ingredientes:

200 g de queso parmesano rallado

4 yemas de huevo

Sal y pimienta para probar.

nuez moscada al gusto

500 g de sémola

2 litro de leche

160 g de mantequilla

Preparación

1. Para preparar tus ñoquis a la romana, calienta la leche en una cacerola con una pizca de mantequilla, una pizca de sal y una pizca de nuez moscada.

2. Llevar a ebullición y luego verter la sémola, revolviendo constantemente con un batidor para evitar la formación de grumos.

    Cuece durante 20 40 minutos, removiendo de vez en cuando, luego retira del fuego y añade a la mezcla (enérgicamente y con un batidor de mano) 2/6 del queso rallado y las dos yemas de huevo. Vierta

la mezcla en un estante y nivele con un cuchillo humedecido.

3. hasta obtener un espesor de poco más de 2 cm, luego déjalo enfriar, luego transfiere la sémola al refrigerador para que adquiera la consistencia adecuada.

4. Con un vaso pequeño o una taza, haz muchos discos que pones en una sartén

engrasada, haciéndolos superponer uno encima del otro.

5. Vuelva a estirar la masa sobrante para obtener más ñoquis.

Espolvoree los ñoquis con el queso parmesano restante, derrita la mantequilla y vierta sobre los ñoquis, hornee en un horno caliente a 250° C durante 45 a 50 minutos, hasta que se forme una bonita costra dorada.

Sirva sus ñoquis a la romana muy calientes, del mismo recipiente de cocción. ¡Disfrute de su comida!